Ovario Quiste

Todo lo que necesitas saber

Dra. Sheila Harrison

Descargo de responsabilidad

Este contenido sirve para proporcionar información general sobre la enfermedad y tiene como objetivo capacitarlo para buscar asistencia médica inmediata si es necesario para prevenir complicaciones. Es fundamental recalcar que esta información no sustituye la consulta a un médico calificado. El campo de la ciencia médica evoluciona continuamente y, debido a la naturaleza dinámica del conocimiento médico, recomendamos buscar asesoramiento de expertos si encuentra alguna inconsistencia o tiene la intención de tomar medidas basadas en la información de este contenido. Nunca ignore la orientación médica profesional ni retrase el tratamiento basándose en algo que haya leído en línea, incluido este material, o de cualquier otra fuente en línea. Recuerda siempre que Internet no puede curarte; más bien, la curación se produce a través de la guía de profesionales médicos y la providencia de Dios.

AVISO: *Se recomienda la discreción del lector debido a la naturaleza de algunas de las imágenes del libro. Gracias.*

Tabla de contenidos

Sección 1

Descripción general

Un quiste ovárico es un saco lleno de líquido que crece en el ovario durante la ovulación. Por lo general, ocurren dentro o en la superficie de los ovarios, parte del sistema reproductivo femenino que produce hormonas estrógeno y progesterona, así como óvulos necesarios para la reproducción. Los quistes ováricos son comunes y afectan a mujeres de todas las edades, incluso después de la menopausia. La mayoría de los quistes ováricos que se forman son benignos y se reducirán por sí solos después de un tiempo.

Los quistes benignos no causan ningún dolor ni molestia, pero algunos quistes pueden correr el riesgo de romperse. Los quistes rotos pueden provocar una serie de complicaciones que requieren atención médica inmediata. Un quiste de ovario también podría ser un factor de riesgo de cáncer de ovario.

La mayoría de estos quistes desaparecen durante las primeras 14 a 16 semanas de embarazo, pero algunos, como los quistes tecaluteínicos, pueden persistir hasta el parto. La mayoría de estas masas quísticas no funcionan después de las 16 semanas de embarazo.

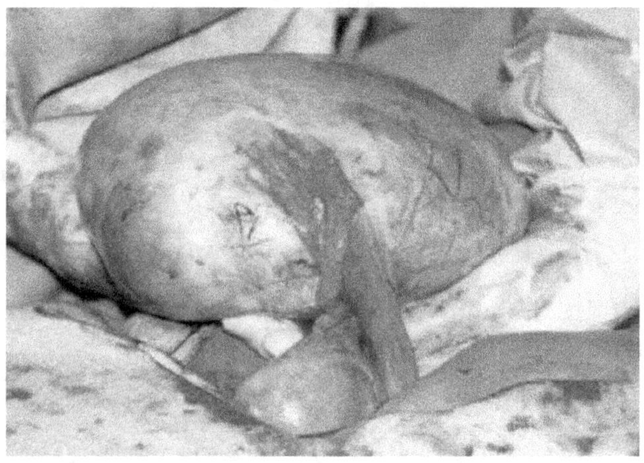

La imagen de arriba es un quiste de ovario derecho multilocular que mide 24 cm de largo.

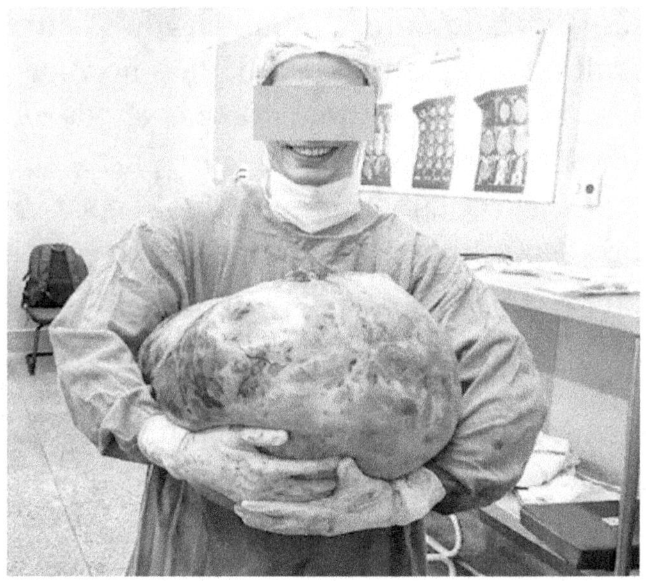

Sección 2

Tipos y causas de quistes ováricos

Quistes funcionales quistes **patológicos** Son los dos tipos principales de quistes ováricos. Los dos tipos más comunes de quistes ováricos funcionales son el cuerpo lúteo y los quistes foliculares. Los quistes asociados con endometriosis, quistes dermoides y quistes de cistadenoma constituyen la mayoría de los quistes patológicos.

Los quistes funcionales, el tipo de quiste ovárico más comúnmente diagnosticado, ocurren como resultado del funcionamiento normal del ciclo menstrual. Por lo general, parten de un folículo, una estructura similar a un quiste que produce óvulos. Normalmente, un folículo o saco maduro se abre para liberar un óvulo. Una vez liberado el óvulo, el folículo se disuelve y se convierte en un cuerpo lúteo, que produce estrógeno y progesterona. Un quiste ovárico se forma cuando el folículo, o cuerpo lúteo, tiene un defecto que hace que acumule líquido y forme así un quiste.

Hay dos tipos de quistes funcionales.

- **Quistes foliculares:** Esta se forma cuando el folículo no se abre para liberar un óvulo y provoca una acumulación de líquido, formando un quiste.
- **Quistes del cuerpo lúteo**: Esto ocurre después de que el folículo se ha convertido en un cuerpo lúteo, pero una acumulación de líquido hace que se forme un quiste.

Las masas ováricas más comunes asociadas con el embarazo son los quistes funcionales, como el cuerpo lúteo del embarazo y los quistes tecaluteínicos. En la ecografía, los factores hormonales pueden hacer que el quiste folicular o el quiste del cuerpo lúteo tengan un aspecto diferente.

Los quistes funcionales son los más comunes, pero generalmente son inofensivos y no causan síntomas. Estos suelen reducirse y desaparecer después de dos o tres ciclos menstruales. Los quistes funcionales tampoco ocurren en mujeres menopáusicas porque sus ovarios ya no producen óvulos.

También existen otros tipos de quistes ováricos poco comunes que no están relacionados con el ciclo menstrual. Estos quistes se forman principalmente debido al crecimiento celular anormal.

- **Quistes dermoides**: Estos quistes contienen tejido (pelo, piel, tejido graso, etc.), ya que se forman a partir de células embrionarias. También se les conoce como teratomas. Estos quistes benignos generalmente crecen hasta alcanzar tamaños bastante grandes y deben extirparse quirúrgicamente.

- **Cistoadenomas**: Se forman a partir de células que recubren el exterior de los ovarios y crecen hacia afuera mientras están unidas a los ovarios mediante una estructura similar a un tallo. Pueden contener un material acuoso o mucoso y también pueden crecer hasta alcanzar un tamaño bastante grande.

- **Endometriomas**: Estos quistes son causados por la endometriosis, una afección médica en la que el tejido endometrial uterino (tejido similar al revestimiento del útero) crece fuera del útero. Estos se conocen como "quistes de chocolate" debido al color de la sangre que se encuentra dentro de los quistes.

Tanto los quistes dermoides como los cistoadenomas pueden ser inofensivos, pero los excepcionalmente grandes pueden mover el ovario fuera de su posición y causar torsión ovárica. Esto ocurre cuando un ovario gira alrededor de los ligamentos que lo mantienen en su lugar. La torsión ovárica es muy peligrosa, ya que corta el suministro de sangre al ovario y a las trompas de Falopio (la estructura que transporta los óvulos desde el ovario al útero).

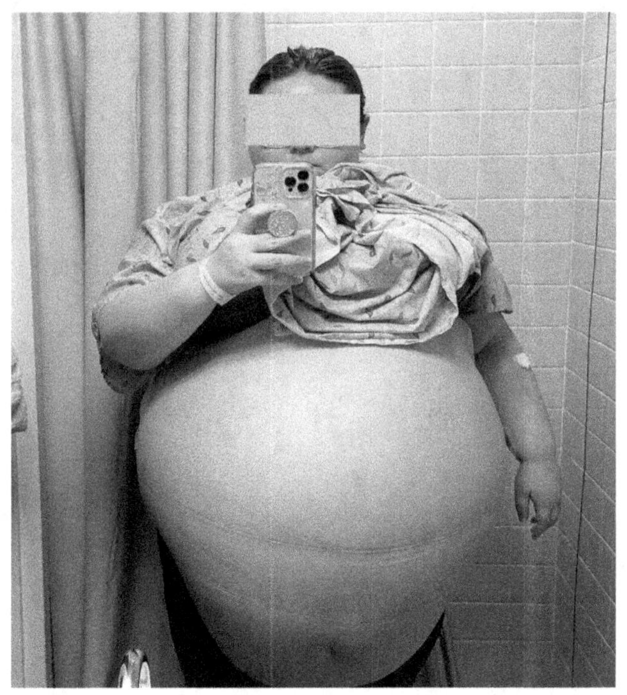

Sección 3

Factores de riesgo de los quistes ováricos

Una persona puede correr riesgo de tener un quiste ovárico si tiene alguno de los siguientes factores de riesgo:

- Desequilibrio hormonal u otros problemas hormonales.

- Embarazo (un quiste que persiste en el ovario incluso después de la ovulación)

- Tener endometriosis (donde las células endometriales del útero crecen fuera del útero)

- Tener síndrome de ovario poliquístico (SOP)

- Infección pélvica grave

- De fumar

- Hipotiroidismo (hormonas tiroideas bajas en el cuerpo)

- Un quiste ovárico previo

- Sangrado

Tenga en cuenta que tener cualquiera de estos factores de riesgo no significa que desarrollará un quiste ovárico.

Sangrado en quiste ovárico

Existen varios tipos de quistes ováricos. La mayoría de ellos suelen descubrirse de forma incidental en el examen físico o en las imágenes. Los quistes ováricos pueden causar complicaciones, como rotura, hemorragia y torsión, que se consideran emergencias ginecológicas.

Sí, es posible. Dependiendo del tipo de quiste y su tamaño, el sangrado puede ocurrir por diferentes motivos. Es importante tener en cuenta que no todos los quistes ováricos causan sangrado y es posible que muchos de ellos no produzcan ningún síntoma. Sin embargo, si se experimenta dolor pélvico intenso o repentino, sangrado abundante u otros síntomas inusuales, es importante buscar atención médica de inmediato.

Hay varias formas en que puede provocar sangrado.

- Una de las razones más comunes es que un quiste puede interferir con el funcionamiento normal de los ovarios, provocando desequilibrios hormonales. En concreto, los quistes ováricos pueden producir hormonas como el estrógeno o la progesterona, que pueden afectar el ciclo menstrual. Por lo tanto, provoca problemas con el ciclo menstrual, como períodos abundantes o irregulares, o manchado (sangrado vaginal anormal entre períodos). Si un quiste produce un exceso de estrógeno, puede hacer que el revestimiento del útero se espese, lo que provoca períodos más abundantes o prolongados. Por otro lado, si un quiste interfiere con la producción de progesterona, puede provocar períodos irregulares o faltantes.

- En algunos casos, un quiste ovárico puede romperse o torcerse, provocando dolor y sangrado repentinos e intensos. Un quiste ovárico roto también puede causar sangrado. Cuando se abre de golpe, puede causar dolor intenso y sangrado dentro de la pelvis. Esto necesita atención médica inmediata. Esto también puede provocar complicaciones como hemorragia interna o infección.
- Además, también puede producirse sangrado si un tipo de quiste ovárico, conocido como quiste hemorrágico, está lleno de rupturas de sangre.

Sección 4

Síntomas de quistes ováricos

La mayoría de las pacientes con quistes ováricos son asintomáticas y los quistes se descubren de manera incidental durante la ecografía o el examen pélvico de rutina. Sin embargo, algunos quistes pueden estar asociados con una variedad de síntomas, a veces graves, que incluyen los siguientes [1]:

- Dolor o malestar en la parte inferior del abdomen.

- Hinchazón abdominal

- Dolor intenso por torsión (torsión) o rotura: la rotura del quiste se caracteriza por un dolor pélvico unilateral, repentino y agudo; esto puede estar asociado con un trauma, ejercicio o coito. La rotura del quiste puede provocar signos peritoneales, distensión abdominal y sangrado (que suele ser autolimitado).

- Malestar con las relaciones sexuales, particularmente con la penetración profunda.

- Cambios en las deposiciones como estreñimiento.

- Presión pélvica que causa tenesmo o frecuencia urinaria.

- Irregularidades menstruales

- Náuseas o vómitos

- Dificultad para orinar o necesidad frecuente de orinar.

- Saciedad incluso después de comer porciones pequeñas

- Dificultad para quedar embarazada

- Pubertad precoz y menarquia precoz en niños pequeños

- Plenitud abdominal e hinchazón

- Indigestión, acidez de estómago o saciedad temprana.

- Endometriomas: están asociados con la endometriosis, que causa una tríada clásica de períodos dolorosos y abundantes y dispareunia.

- Taquicardia e hipotensión: pueden deberse a una hemorragia causada por la rotura del quiste.

- Hiperpirexia: esto puede resultar de algunas complicaciones de los quistes ováricos, como la torsión ovárica. [1]

- Sensibilidad al movimiento anexial o cervical

- La neoplasia maligna subyacente puede estar asociada con saciedad temprana, pérdida de peso/caquexia, linfadenopatía o dificultad para respirar relacionada con ascitis o derrame pleural.

Los quistes ováricos benignos no causan ningún síntoma adverso hasta que se rompen, son de gran tamaño y/o bloquean el suministro de sangre a los ovarios. Si ocurre algo de lo anterior, los síntomas que pueden presentarse pueden incluir (entre otros):

Si usted o su ser querido sufren un dolor intenso y repentino, podría ser una señal de que el quiste se ha roto o de que se ha producido una torsión ovárica. Un quiste roto puede provocar una hemorragia interna, lo que requerirá atención médica inmediata.

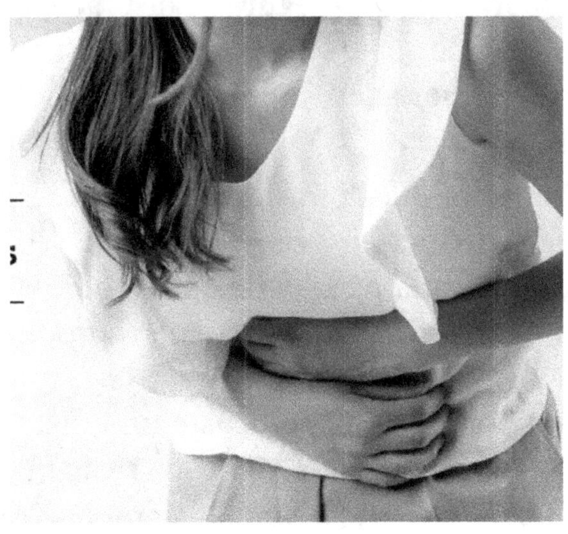

Sección 5

Diagnóstico de quistes ováricos

Como la mayoría de los quistes ováricos son inofensivos, a menudo no se diagnostican y eventualmente desaparecen después de un tiempo. En algunos casos, las mujeres que son examinadas por otras razones médicas pueden descubrir incidentalmente la presencia de un quiste ovárico asintomático. Sin embargo, si usted o su ser querido tienen alguno de sus síntomas, esto puede indicar la presencia de un quiste grande o maligno.

Un examen pélvico de rutina realizado por un médico es el primer paso para hacer un diagnóstico. Para este examen, el médico examinará sus órganos reproductivos o los de su ser querido y se asegurará de que no haya nada fuera de lo común. Por lo general, intentarán detectar cualquier bulto o cambio anormal que puedan sentir.

Su médico puede ordenar una ecografía pélvica para un examen más detallado. Esto es muy parecido a una prueba de ultrasonido de embarazo, pero para controlar su sistema reproductivo o el de su ser querido. La ecografía se realizará para confirmar si realmente existe un quiste, dónde está ubicado, qué tamaño tiene y si es sólido, lleno de líquido o una combinación de ambos.

Otros métodos de diagnóstico pueden incluir:

- **laparoscopia**: El médico hace una pequeña incisión en el abdomen e inserta un instrumento delgado con una pequeña luz y una cámara (un laparoscopio) para examinar los ovarios. Como se trata de un método quirúrgico, usted o su ser querido estarán bajo anestesia. Si se detecta un quiste, el médico también puede extraerlo durante este procedimiento.

- **Tomografía computarizada/resonancia magnética**: Si la ecografía no puede dar resultados, se puede realizar una tomografía computarizada o una resonancia magnética. Una resonancia magnética utiliza ondas magnéticas para producir imágenes detalladas de sus órganos internos, mientras que una tomografía computarizada utiliza imágenes corporales para crear una sección transversal de sus órganos internos.

- **análisis de sangre CA125**: Esta prueba busca una proteína específica llamada antígeno canceroso 125 o CA125 en el torrente sanguíneo. La presencia de esta proteína en la sangre puede ser un marcador temprano de cáncer de ovario, pero no es necesariamente exacta. Es posible que sea necesario realizar más pruebas para confirmar si se trata de cáncer o no.

Sección 6

Quistes ováricos en el embarazo

El cuerpo lúteo es responsable de la producción de progesterona durante el embarazo y normalmente regresa alrededor de las 8 semanas de gestación.

La mayoría de los quistes asociados al embarazo, como los del cuerpo lúteo y los foliculares, se resuelven entre las 14 y 16 semanas de edad gestacional y responden hormonalmente, lo que permite un tratamiento conservador. Entre las 16 y 20 semanas de edad gestacional, hasta el 96% de las masas se resuelven espontáneamente. La resolución de los quistes es menos probable cuando miden más de 5 cm o tienen una morfología compleja. Los quistes simples de menos de 6 cm de diámetro tienen un riesgo de malignidad inferior al 1%.

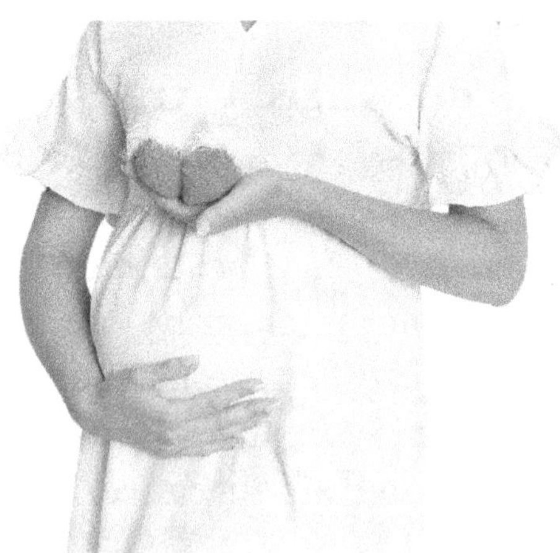

Los quistes del cuerpo lúteo tienden a ser más grandes y más sintomáticos que los quistes foliculares y son más propensos a hemorragia y ruptura. Los quistes foliculares suelen ser más pequeños y la hemorragia interna es relativamente poco común.

Las masas que persisten por más tiempo pueden justificar estudios adicionales para detectar una posible enfermedad neoplásica según los hallazgos clínicos y la evidencia radiológica. No se recomiendan los estudios de CA125 sérico durante el embarazo, ya que los niveles pueden fluctuar ampliamente en el embarazo normal, particularmente en el primer y segundo trimestre, y pueden estar elevados en muchas condiciones benignas. Un grupo sugiere observación, con cirugía posparto en pacientes seleccionadas que tienen masas anexiales grandes y persistentes en quienes los hallazgos ecográficos no son muy sugestivos de malignidad. Sin embargo, en situaciones en las que los quistes son asintomáticos, incluso causan dolor y malestar, o con un crecimiento rápido en una ecografía seriada, se debe considerar la extirpación quirúrgica.

Si existe la posibilidad de malignidad y se justifica la cirugía periparto, el riesgo de dañar el embarazo se sopesa frente a un retraso en el tratamiento, pero la cirugía generalmente se retrasa hasta mediados del segundo trimestre, cuando la mayoría de los quistes se han resuelto.

Algunas afecciones ováricas exclusivas del embarazo incluyen el ovario hiperestimulado, el síndrome de hiperestimulación ovárica, la hiperreacción luteinal, los quistes tecaluteínicos y el luteoma del embarazo. Los ovarios hiperestimulados representan una respuesta ovárica normal a los niveles circulantes de hCG y generalmente se observan en mujeres que se han sometido a una inducción de la ovulación.

Estallidos de quistes ováricos relacionados con el embarazo

Incluso durante el embarazo, la rotura de un quiste ovárico funcional no suele ser motivo de preocupación. Con el tiempo, el líquido del quiste se absorberá naturalmente, por lo que todo lo que se necesita es algún analgésico y unos días de descanso pélvico.

De hecho, la mayoría de los profesionales médicos desaconsejan el tratamiento de quistes ováricos rotos durante el embarazo que no sea la espera vigilante, lo que implica observación, ecografías y seguimiento.

Aunque no todas las mujeres experimentan dolor después de la rotura de un quiste ovárico, algunas sí. La ruptura de un quiste ovárico puede causar dolor de moderado a intenso, sangrado vaginal, náuseas, vómitos, aturdimiento e incluso fiebre.

Sin embargo, si existe riesgo de infección por la ruptura, sangrado significativo, torsión u otro efecto en el embarazo de alguna manera, su médico puede recomendarle una cirugía.

¿Qué puede hacer una mujer embarazada si tiene un quiste ovárico?

La mayoría de los quistes ováricos no afectarán su embarazo de ninguna manera. Por ejemplo, hay muchas posibilidades de que un quiste del cuerpo lúteo desaparece por sí solo en el segundo trimestre. Si bien algunos otros tipos de quistes pueden continuar creciendo durante el embarazo y ocasionalmente causar dolor, la mayoría de las veces estos quistes no dañan al feto.

Para asegurarse de que un quiste ovárico no afecte su embarazo, pídale a su médico que programe ecografías de rutina para controlar sus ovarios. Se puede utilizar una ecografía del quiste ovárico para realizar un seguimiento de cualquier quiste y asegurarse de que no se desarrolle ni cambie de una manera que pueda ser alarmante.

Quistes fetales y neonatales

En las recién nacidas, los quistes ováricos son el tipo de tumor abdominal más frecuente, con una incidencia estimada superior al 30%.

Se cree que los quistes ováricos fetales son causados por estimulación hormonal, como las gonadotropinas fetales, el estrógeno materno y la hCG placentaria. Además, se ha identificado una asociación entre los quistes ováricos fetales y la diabetes materna y el hipotiroidismo fetal.

La mayoría de los quistes ováricos fetales son pequeños e involucionan dentro de los primeros meses de vida y no tienen importancia clínica. Generalmente se diagnostican en el tercer trimestre del embarazo y la mayoría tiende a resolverse entre 2 y 10 semanas después del parto.

El diagnóstico diferencial de estos quistes incluye quistes de uraco, anomalías de la duplicación intestinal, teratoma quístico y obstrucción intestinal. La ecografía intrauterina es necesaria para diferenciar los quistes ováricos de estas otras posibilidades.

La aspiración de estos quistes se puede realizar, pero se asocia con complicaciones, como la nueva formación del quiste, infección y parto prematuro.

Una vez que se realiza el diagnóstico de un quiste ovárico fetal, es importante realizar exámenes ecográficos seriados para detectar cualquier cambio estructural en el tamaño o apariencia o complicaciones, como hidramnios, ascitis o torsión. De estas complicaciones, la torsión ovárica es la complicación más grave de un quiste ovárico fetal y puede manifestarse como taquicardia fetal debido a irritación peritoneal.

El tratamiento adecuado incluye ecografías seriadas para buscar signos de regresión o cirugía postnatal si el quiste es complicado o tiene más de 5 cm de diámetro.

Quistes ováricos en mujeres posmenopáusicas

Si bien los quistes funcionales rara vez ocurren en mujeres posmenopáusicas, todavía corren el riesgo de sufrir otros tipos de quistes ováricos. Aunque los ovarios ya no producen óvulos ni hormonas de forma activa, todavía están activos y, por lo tanto, corren el riesgo de desarrollar quistes. Un estudio estima que a los 65 años, aproximadamente 4% de las mujeres serán hospitalizadas por quistes ováricos.

Los síntomas y factores de riesgo de los quistes ováricos en mujeres posmenopáusicas son similares a los que ocurren en mujeres premenopáusicas. Sin embargo, el riesgo de cáncer de ovario es alto en mujeres posmenopáusicas. Como tal, el médico puede ordenar una prueba específica para buscar marcadores de cáncer (consulte Diagnóstico de quistes ováricos a continuación) para determinar si el quiste es maligno o no. También se puede realizar una prueba de imágenes por ultrasonido. El tratamiento del quiste puede diferir según la naturaleza del quiste.

Quistes ováricos versus síndrome de ovario poliquístico (SOP)

Tener los síntomas prolongados enumerados anteriormente podría ser un signo de síndrome de Ovario poliquístico o síndrome de ovario poliquístico. El síndrome de ovario poliquístico es un trastorno médico en el que las funciones de los ovarios se deterioran y provocan un desequilibrio hormonal. Las tres características principales del SOP son:

1. Períodos irregulares y/o prolongados (o ninguno) que interrumpen el proceso de ovulación;

2. Niveles anormales de hormonas sexuales masculinas (andrógenos) que provocan cambios físicos como exceso de vello facial o corporal;

3. Ovarios poliquísticos, donde los ovarios contienen una cantidad anormal de folículos llenos de líquido.

Tener dos de los tres criterios puede significar que tienes síndrome de ovario poliquístico.

A pesar del nombre del trastorno, las mujeres con SOP en realidad no producen quistes, sino que se refieren a folículos que no pueden liberar un óvulo. Esta es una señal de que la ovulación no ocurre. El síndrome de ovario poliquístico puede deberse a niveles hormonales anormales dentro del cuerpo, lo que altera las funciones reproductivas.

La razón principal por la que los quistes ováricos se confunden con el síndrome de ovario poliquístico es porque comparten síntomas, a saber, cambios anormales en los períodos, dolor pélvico y náuseas. También hacen referencia a que los quistes son el tema central que genera complicaciones. Sin embargo, el síndrome de ovario poliquístico es en realidad una alteración del equilibrio hormonal que provoca cambios significativos en las funciones reproductivas de la mujer. Los quistes ováricos, por otro lado, se forman como resultado del ciclo menstrual y no alteran las funciones reproductivas.

Los quistes ováricos pueden causar complicaciones físicas importantes, como la torsión ovárica, mientras que el síndrome de ovario poliquístico provoca cambios físicos debido al desequilibrio hormonal continuo.

En algunos casos, es posible que las personas con síndrome de ovario poliquístico no desarrollen ningún quiste ovárico.

Sección 7

Manejo/tratamiento de quistes ováricos

Consideraciones de enfoque

Muchas pacientes con quistes ováricos simples según los hallazgos ecográficos no requieren tratamiento. En una paciente posmenopáusica, un quiste simple persistente de menos de 10 cm de dimensión en presencia de un valor normal de CA125 puede controlarse mediante exámenes ecográficos seriados.

Las mujeres premenopáusicas con quistes simples asintomáticos menores de 8 cm en las ecografías en las que el valor de CA125 esté dentro del rango de referencia pueden ser monitoreadas, repitiendo el examen ecográfico en 8 a 12 semanas. La terapia hormonal, incluido, como se indicó anteriormente, el uso de ACO, no es útil para resolver el quiste.

Muchas pacientes con quistes ováricos simples detectados mediante examen ecográfico no requieren tratamiento. En una paciente posmenopáusica, un quiste simple persistente de menos de 10 cm de dimensión en presencia de un valor normal de CA125 puede controlarse mediante exámenes ecográficos seriados.

Los quistes ováricos pueden resolverse naturalmente

A veces. Algunos quistes ováricos pequeños, como los quistes funcionales, pueden resolverse por sí solos sin ningún tratamiento. Sin embargo, no todos los quistes ováricos se curan de forma natural, ya que el tratamiento de los quistes ováricos depende de varios factores, incluido el tamaño, el tipo y los síntomas del quiste. Los quistes más grandes o los quistes que causan dolor o malestar significativo pueden requerir intervención médica.

Además, algunos quistes ováricos, como los quistes dermoides o los endometriomas, no desaparecen por sí solos y es posible que requiera cirugía para extirparlos. Recuerde, es importante consultar a su médico si tiene un quiste ovárico, ya que puede proporcionarle un diagnóstico preciso y recomendar opciones de tratamiento adecuadas según su situación individual.

Remedios caseros para un quiste ovárico

Las mujeres que sospechan de quistes ováricos deben consultar a un médico antes de probar cualquier tratamiento casero, ya que es esencial diagnosticar la causa del quiste y luego elaborar el plan de tratamiento en consecuencia.

Algunos remedios naturales pueden ayudar a aliviar los síntomas de los quistes ováricos, pero es importante consultar con un médico antes de probar cualquier tratamiento nuevo.

1. **Analgésicos de venta libre:** Algunos analgésicos de venta libre pueden aliviar temporalmente el dolor. Sin embargo, debes consultar a tu médico si el dolor persiste o regresa con demasiada frecuencia.

2. **Terapia de calor:** Aplicar una almohadilla térmica o una compresa tibia en la parte inferior del abdomen puede ayudar a aliviar el dolor pélvico y los calambres causados por los quistes ováricos.

3. **Baño de sal de Epsom:** Tomar un baño de sal de Epsom puede ayudar a las mujeres a reducir el dolor y otros síntomas de los quistes ováricos. La alta concentración de sulfato de magnesio en la sal de Epsom actúa como relajante muscular, aliviando el dolor.

4. **Técnicas de relajación:** Algunas técnicas de relajación, como la respiración profunda, la meditación, el yoga, etc., pueden ayudar a controlar los síntomas de los quistes ováricos, ya que el estrés y la ansiedad pueden exacerbar síntomas como el dolor y el malestar.

5. **Ejercicio:** El ejercicio regular puede ayudar a mejorar el flujo sanguíneo y reducir la inflamación, lo que puede ayudar a reducir el riesgo de quistes ováricos y mejorar la salud ovárica en general.

6. **Cambios dietéticos:** Llevar una dieta equilibrada con muchas frutas, verduras, cereales integrales y proteínas magras puede ayudar a respaldar la salud reproductiva en general.

7. **Remedios de hierbas:** Algunas hierbas, como el jengibre y la cúrcuma, pueden tener propiedades anti inflamatorias que podrían ayudar a reducir la inflamación y el dolor asociados con los quistes ováricos. Se ha demostrado que la curcumina o la cúrcuma ayudan con el síndrome de ovario poliquístico y los quistes ováricos. Según un estudio científico, el jengibre presenta características fitoterapéuticas y medicinales. Estos incluyen principalmente propiedades antimicrobianas, antiinflamatorias y antioxidantes. Como

resultado, esta hierba versátil ayuda a disminuir el dominio hormonal de varias maneras. Es importante consultar a su médico antes de tomar cualquier suplemento a base de hierbas, ya que pueden interactuar con otros medicamentos o tener efectos secundarios.

Recuerde, si bien estos remedios pueden ayudar a aliviar los síntomas asociados con los quistes ováricos, no sustituyen el tratamiento médico. Es importante consultar a su médico para determinar el mejor tratamiento para su situación individual.

Terapia farmacológica

Las píldoras anticonceptivas orales (ACO) protegen contra el desarrollo de quistes ováricos funcionales. Sin embargo, los quistes funcionales existentes no regresan más rápidamente cuando se tratan con anticonceptivos orales combinados que con un manejo expectante.

Laparotomía y laparoscopia.

Se debe considerar la extirpación quirúrgica de los quistes ováricos simples persistentes de más de 10 cm (especialmente si son sintomáticos) y de los quistes ováricos complejos. Los abordajes quirúrgicos incluyen una técnica abierta (laparotomía) o una técnica mínimamente invasiva (laparoscopia) con incisiones muy pequeñas. Se prefiere este último enfoque en los casos que se presumen benignos. Extirpar el quiste intacto para el análisis patológico puede significar extirpar todo el ovario, aunque en mujeres más jóvenes se debe intentar una cirugía para preservar la fertilidad.

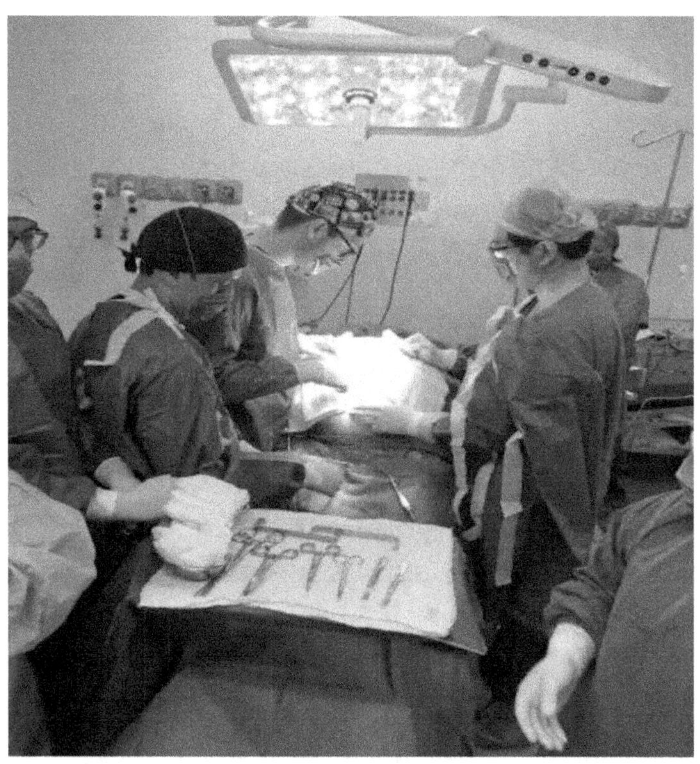

Ooforectomía bilateral

En muchas mujeres posmenopáusicas con quistes ováricos se practica ooforectomía bilateral y, a menudo, histerectomía, debido a la mayor incidencia de neoplasias en esta población.

Remisión

Según las pautas del ACOG, se recomienda la derivación a un oncólogo ginecológico para los siguientes pacientes:

- Paciente posmenopáusica con CA125 elevado, hallazgos de imagen compatibles con malignidad, ascitis, una masa nodular o fija, o evidencia de metástasis
- Paciente premenopáusica con CA125 muy elevado, hallazgos de imagen compatibles con malignidad, ascitis, una masa nodular o fija, o evidencia de metástasis
- Paciente premenopáusica o posmenopáusica con puntuación predictiva de malignidad elevada, como el ensayo de índice multivariado, el índice de riesgo de malignidad o el algoritmo de riesgo de malignidad ovárica, o uno de los sistemas de puntuación basados en ultrasonido del Grupo Internacional de Análisis de Tumores de Ovario.

Sección 8

Prevención de quistes ováricos

No existe ningún medio eficaz para prevenir la aparición de quistes ováricos. Después de que un quiste ovárico haya desaparecido, con o sin tratamiento médico, se realizan controles de seguimiento para asegurarse de que no haya recurrencia. Los controles regulares pueden ser muy importantes para detectar una posible recurrencia temprana, lo que puede ayudar a remediar el problema rápidamente y con poca o ninguna cirugía requerida (si no es maligna). Algunos médicos recomiendan anticonceptivos hormonales en dosis bajas como una forma de prevenir una recurrencia, a pesar de que hay poca o ninguna evidencia de su eficacia real.

Asegúrese de notificar al médico si usted o su ser querido experimenta algún cambio, como cambios en el ciclo menstrual, la presencia de dolor o malestar pélvico o la recurrencia de cualquier otro síntoma de un quiste ovárico. Los cambios en el estilo de vida pueden ayudar o no a prevenir las recurrencias; esto incluye dejar de fumar, consumir comidas más saludables y hacer ejercicio con regularidad.

Sección 9

Preguntas frecuentes sobre los quistes ováricos

¿Un quiste ovárico causa dolor?

La mayoría de las personas con quistes ováricos son asintomáticas y los quistes frecuentemente se detectan por casualidad durante exámenes pélvicos de rutina o ecografía. Sin embargo, algunos quistes pueden causar una variedad de síntomas, que a veces pueden ser graves. Los quistes ováricos malignos, por otro lado, a menudo no presentan síntomas hasta que han progresado a una etapa avanzada. En este artículo aprenderemos si los quistes ováricos siempre causan dolor y cómo lo causan.

¿Cómo puede un quiste ovárico causar dolor?

Los quistes ováricos pueden provocar dolor de varias formas. El dolor asociado con los quistes ováricos suele deberse principalmente a la presión de los tejidos que rodean el ovario. Dependiendo del tamaño y la ubicación del quiste, puede ejercer presión sobre los órganos y nervios circundantes.

En algunos casos, los quistes ováricos pueden provocar un dolor lumbar sordo y doloroso.

Además, si un quiste ovárico estalla, se rompe o se tuerce, puede causar dolor. Un quiste roto puede causar dolor repentino y agudo en la parte inferior del abdomen o la espalda, hinchazón abdominal y manchado o sangrado vaginal, entre otros síntomas. Además, también puede provocar dolor durante las relaciones sexuales o dispareunia.

Los medicamentos más comunes que se administran para aliviar el dolor de un quiste ovárico son los medicamentos antiinflamatorios no esteroideos (AINE). Estos son analgésicos de venta libre, como el ibuprofeno o el naproxeno, que pueden ayudar a aliviar el dolor causado por los quistes ováricos.

Recuerde, si experimenta dolor pélvico intenso o persistente, es esencial hablar con su médico para determinar la causa subyacente y el tratamiento adecuado.

¿Cuánto peso puede tener un quiste ovárico?

Los quistes ováricos varían en peso y el peso y el tamaño de los quistes ováricos están relacionados. Los pequeños quistes ováricos suelen ser asintomáticos y se descubren de forma incidental mediante examen clínico o ecografía. Ocasionalmente pueden causar dolor o malestar. Ciertos quistes ováricos pueden crecer anormalmente en casos raros. El contenido de un quiste es el factor más importante para determinar su peso. Los componentes celulares y el contenido líquido forman la composición quística. Mientras que el tamaño de la masa quística se puede determinar mediante exploraciones por imágenes del quiste ovárico. Las mujeres mayores tienen posibilidades de desarrollar estos quistes ováricos gigantes. También ha habido informes de quistes ováricos grandes que pesan 148,6 y 79,4 kg.

¿Qué síntomas están asociados con los quistes ováricos gigantes?

Los quistes ováricos pueden crecer bastante en casos raros. Se conocen como masas quísticas ováricas gigantes. Los pacientes con quistes pequeños suelen ser asintomáticos hasta que el tumor crece lo suficiente como para tener un efecto de masa en los órganos circundantes. El quiste puede originarse en una variedad de ubicaciones, lo que dificulta identificar su origen antes de la cirugía. El efecto de masa de un quiste ovárico gigante puede causar una variedad de síntomas no específicos, como hinchazón abdominal, náuseas y estreñimiento. Los quistes ováricos gigantes son extremadamente raros; sin embargo, cuando ocurren, se requiere la extirpación quirúrgica no solo debido a la morbilidad y mortalidad asociado con el efecto masa pero también con el riesgo de malignidad.

¿Cuáles son los riesgos de tener quistes ováricos anormalmente gigantes?

Las masas quísticas abdominales gigantes son poco comunes y requieren escisión quirúrgica debido a los síntomas que causan. Sin embargo, las complicaciones asociadas con quistes tan grandes son numerosas, e incluyen obstrucción intestinal, vómitos, dolor, náuseas y distensión.

La complicación más grave es la rotura, que puede provocar un dolor intenso en la parte superior de la pelvis o en la parte inferior del abdomen. Otra complicación asociada con los quistes ováricos es la torsión ovárica, que causa dolor en la parte superior de la pelvis o en la parte inferior del abdomen. Otra complicación asociada con los quistes ováricos es la torsión ovárica. La torsión ovárica ocurre cuando un quiste crece lo suficiente como para hacer que el ovario se tuerza sobre sus propios vasos sanguíneos, deteniendo ocasionalmente el flujo sanguíneo. Esta complicación requiere cirugía inmediata. Si no se trata a tiempo, el ovario torcido puede morir, lo que hace que la persona enferme gravemente y pierda el ovario. Recuerde que complicaciones como la rotura y torsión de los ovarios serán insoportablemente dolorosas y requerirán atención médica.

¿Por qué mi quiste ovárico volvió a crecer?

La mayoría de los quistes ováricos son funcionales, pero los quistes ováricos complejos tienen el potencial de crecer y provocar complicaciones graves. A pesar de que se desconoce la causa precisa de estos crecimientos quísticos anormales, se han relacionado con ellos una serie de factores de riesgo, como desequilibrios hormonales, infecciones pélvicas graves, embarazo, endometriosis e incluso síndrome de ovario poliquístico.

Los quistes ováricos son una ocurrencia común en las mujeres. Los quistes ováricos funcionales son una aparición común durante el ciclo menstrual. Estos quistes normalmente no presentan síntomas y desaparecen en cuestión de semanas.

Los quistes dermoides, los cistoadenomas y los endometriomas son algunos tipos de quistes menos frecuentes. Estos quistes pueden desarrollarse más y causar complicaciones graves. El crecimiento quístico es uno de ellos y podría ser un signo clave de la malignidad subyacente. Aunque se desconoce la causa exacta de estos crecimientos quísticos anormales, se les han relacionado varios factores de riesgo, incluidos desequilibrios hormonales, infecciones pélvicas graves, embarazo, endometriosis e incluso síndrome de ovario poliquístico. Como resultado, este artículo proporciona un resumen de las diversas señales de advertencia, pistas de diagnóstico y medidas preventivas para el desarrollo de quistes ováricos.

¿Qué señales de advertencia indican el crecimiento del quiste ovárico?

Los quistes ováricos simples o funcionales generalmente no presentan síntomas. Sin embargo, los dermoides y los cistoadenomas son ejemplos de quistes ováricos complejos que pueden crecer incontrolablemente. Esto podría mover el ovario de su posición. Además de eso, puede provocar una torsión ovárica, una condición dolorosa en la que el ovario se torce. Cuando un quiste estalla, puede provocar vómitos, sangrado, respiración rápida, debilidad, fiebre, mareos y dolor abdominal intenso. Además, los quistes pueden comprimir la vejiga y provocar una micción frecuente o urgente.

¿Cómo se puede evaluar el crecimiento de los quistes ováricos?

Una ecografía puede revelar un quiste, en cuyo caso es probable que un ginecólogo deba controlarlo y realizar otra exploración unas semanas después. Además, si existe alguna sospecha de que la masa quística pueda ser cancerosa, el médico recomendará análisis de sangre de confirmación para detectar sustancias específicas que puedan indicar cáncer de ovario.

Sin embargo, la presencia de estas sustancias químicas en altas concentraciones no siempre es un signo de cáncer porque también pueden ser provocadas por afecciones no cancerosas como la endometriosis, una infección pélvica, fibromas o incluso la menstruación.

¿Cómo se puede prevenir el crecimiento de quistes ováricos?

El desarrollo de quistes ováricos no se puede detener, especialmente en mujeres en edad fértil. Sin embargo, la detección temprana de quistes ováricos es posible con exámenes ginecológicos de rutina. Por lo general, los quistes de ovario que no son cancerosos no se convierten en cáncer. Aun así, los síntomas del cáncer de ovario pueden parecerse a los de un quiste de ovario. Por tanto, es fundamental acudir al médico y obtener un diagnóstico adecuado. Puede resultar beneficioso mantener un peso saludable, llevar un estilo de vida saludable y estar atento a las señales de advertencia. Siempre hable con su médico si su ciclo menstrual cambia, tiene dolor pélvico persistente, pierde el apetito, pierde peso repentinamente o siente el estómago lleno.

¿Se pueden tratar los quistes ováricos sin cirugía?

Sí, la mayoría de los quistes ováricos funcionales y no cancerosos son asintomáticos. Por lo general, desaparecen por sí solos. Sin embargo, aquellos que no lo hacen deben ser monitoreados de cerca. El quiste puede requerir extirpación quirúrgica si se vuelve grande, doloroso o parece canceroso. Sin embargo, estos quistes ováricos no pueden tratarse con algunos remedios caseros, que solo pueden ayudar con la prevención y el alivio de los síntomas.

Las formaciones en los ovarios que contienen líquido se denominan quistes ováricos. Estos vienen en formas cancerosas y no cancerosas. Sin embargo, es posible que no sepas que tienes quistes ováricos. Esto se debe a que muchos no presentan ningún síntoma y pueden desaparecer por sí solos. Sin embargo, se debe consultar a un médico si se tiene dolor pélvico o abdominal intenso, además de fiebre y vómitos. Teniendo en cuenta la importancia de la afección, este artículo analiza las opciones de tratamiento no quirúrgico, así como las medidas caseras que pueden ayudar a aliviar los síntomas.

¿Cómo se tratan los quistes ováricos sin cirugía?

El curso del tratamiento para un quiste ovárico generalmente depende del tamaño y la naturaleza del quiste, su apariencia, los síntomas que lo acompañan y la edad de la paciente. Por lo general, los quistes no son cancerosos y con frecuencia desaparecen en unos pocos meses. Se podría utilizar una ecografía posterior para confirmar que se ha resuelto. El término "espera vigilante", también conocido como "enfoque de esperar y ver", se refiere a la observación rutinaria de quistes ováricos funcionales por parte de un médico.

Debido a un riesgo ligeramente mayor de cáncer de ovario, a las mujeres que han pasado por la menopausia se les puede recomendar que se sometan a ecografías y análisis de sangre cada cuatro meses durante un año. La mayoría de las veces, no se requieren pruebas ni tratamientos adicionales si las exploraciones revelan que el quiste ha desaparecido. Si el quiste persiste y comienza a mostrar signos de cáncer, se podría recomendar una cirugía.

¿Puedes palpar con la mano si tienes un quiste en los ovarios?

No, no siempre. Los quistes funcionales ováricos normalmente no causan ningún síntoma y desaparecen por sí solos. Sin embargo, a veces estos quistes no desaparecen y, en estos casos, hay dolor pélvico o abdominal. El quiste ovárico generalmente se convierte en una emergencia médica cuando el dolor se acompaña de náuseas, fiebre y otros síntomas parecidos al shock.

Los desarrollos quísticos en o alrededor de los ovarios generalmente no son perceptibles. Y estas pequeñas bolsas llenas de tejido o líquido que se encuentran en los ovarios o dentro de ellos son bastante típicas. Sin embargo, un quiste ovárico puede ser la causa de un dolor abdominal intenso y persistente u otros síntomas que no parecen del todo normales. Por ello, en este artículo se enumeran los síntomas típicos de los quistes ováricos así como aquellos que requieren atención médica y los factores de riesgo relacionados con ellos porque ignorarlos podría resultar en graves problemas de salud.

¿Cuándo debe buscar atención médica una persona con quistes ováricos?

Debe buscar ayuda de inmediato si experimenta dolor pélvico intenso, especialmente si aparece repentinamente. Cuanto antes busque atención médica, mayores serán las posibilidades de que su ovario se salve porque un ovario torcido puede reducir o detener el flujo sanguíneo. Además, se debe buscar atención médica de emergencia si el dolor abdominal se acompaña de fiebre, vómitos, piel fría y húmeda, respiración rápida, aturdimiento o debilidad.

¿El quiste ovárico tiene una sensación física fuera del cuerpo?

No, no siempre. Los quistes ováricos se encuentran con frecuencia durante un examen estándar que incluye tanto un examen clínico como una ecografía. La ecografía transvaginal es el método de detección preferido; sin embargo, un examen clínico que incluya un examen pélvico puede no ser muy eficaz. Los quistes deben controlarse de forma rutinaria, ya que tienen posibilidades de volverse cancerosos.

Los quistes ováricos, que son sacos líquidos, pueden formarse dentro o sobre los ovarios. La mayoría de los quistes ováricos cancerosos o no cancerosos son provocados por cambios hormonales, embarazo o enfermedades como la endometriosis. Recuerde que el tipo más común de quiste ovárico, un quiste ovulatorio o funcional, es completamente normal. Se expande cada mes cuando ovulas. Por lo general, no causan ningún daño, no muestran ningún síntoma y desaparecen por sí solos en unas pocas semanas. Sin embargo, estos quistes ováricos tienen la capacidad de crecer y causar complicaciones graves. Este artículo ofrece una descripción general de la importancia del tamaño de los quistes, cómo se evalúan y cómo el tamaño de los quistes influye en su tratamiento.

¿Es posible sentir un quiste ovárico fuera del cuerpo?

No, no siempre. Los quistes ováricos suelen ser bultos llenos de líquido que pueden desarrollarse en uno o ambos ovarios en cualquier momento durante la vida de una mujer. A veces son sólidos; en ese caso, se les llama tumores, que es un término médico para "hinchazón".

Los médicos suelen descubrir los quistes ováricos durante un examen de rutina. El examen pélvico suele ser parte del chequeo clínico. Sin embargo, el examen clínico puede no ser muy útil para detectarlos; La ecografía transvaginal es el método de imagen de elección. Una vez identificados, los quistes deben tratarse lo antes posible porque tienen el potencial de ser cancerosos. Sin embargo, la mayoría de los quistes no son cancerosos.

¿Qué tamaños y tipos de quistes ováricos existen?

Los quistes ováricos se presentan en diversas formas, cada una con sus propias causas y características. Dependiendo del tipo de quiste, el tamaño de un quiste ovárico también puede seguir cambiando.

Cuando su ciclo menstrual sigue el cronograma prescrito, se desarrollan quistes funcionales. Sin embargo, en ocasiones el quiste puede seguir creciendo. Estos consisten principalmente en cuerpo lúteo y quistes foliculares. La mayoría de los quistes funcionales miden entre 2 y 5 centímetros. La ovulación se produce cuando estos quistes miden entre 2 y 3 cm. Algunos, sin embargo, pueden llegar a medir entre 8 y 12 cm.

Los que son anormalmente grandes son quistes ováricos patológicos. Estos consisten principalmente en quistes dermoides, un tipo de tumor ovárico que típicamente progresa a un ritmo de 1,8 mm y rara vez alcanza un tamaño de 15 cm. Los cistoadenomas también pueden llegar a ser bastante grandes. Algunos pueden alcanzar una altura de 30 cm y su tamaño oscila entre 1 y 3 cm. Finalmente, aunque los endometriomas suelen ser pequeños, pueden variar en tamaño como otros quistes.

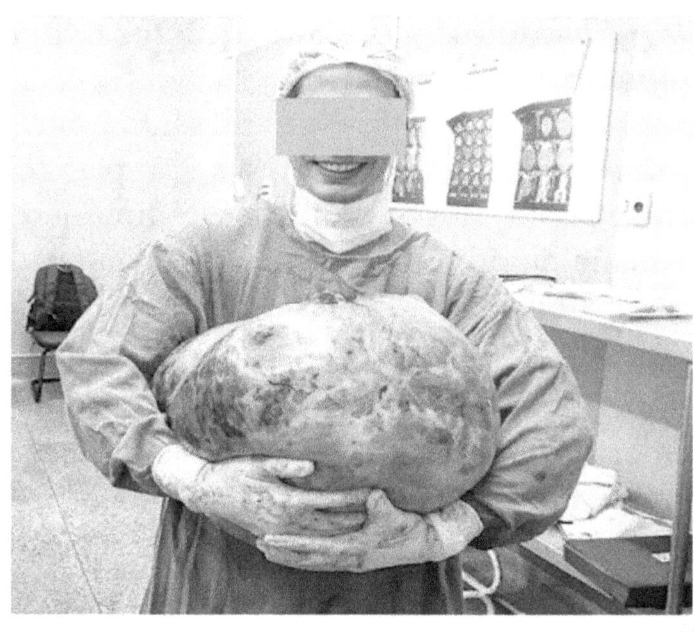

¿Cómo se tratan médicamente los quistes ováricos?

Muchos quistes ováricos se resuelven por sí solos y no necesitan tratamiento. Como resultado, su médico podría recomendarle un período de "espera vigilante", durante el cual debe vigilar su quiste para ver si desaparece después de uno o dos ciclos menstruales.

Su médico podría recomendarle que le recete analgésicos si siente molestias debido a un quiste ovárico. Además, el tamaño de un quiste puede determinar si es necesario extirparlo quirúrgicamente.

Por lo general, no se recomienda la cirugía para quistes ováricos no cancerosos a menos que midan más de 10 centímetros. Sin embargo, esta regla no está escrita en piedra. Por ejemplo, es posible que un quiste simple no requiere tratamiento hasta que mida 10 cm o 4 pulgadas. Además, cuando los quistes cancerosos son mucho más pequeños, se pueden extirpar.

Los quistes ováricos frecuentemente se extirpan quirúrgicamente utilizando técnicas mínimamente invasivas como laparoscopia. Sin embargo, cuando un quiste es muy grande o se sospecha cáncer, es posible que se requiera una cirugía abierta más extensa. Su médico puede recomendarle un anticonceptivo hormonal recetado si desarrolla quistes funcionales con frecuencia. Este medicamento no reducirá el tamaño de un quiste existente, pero puede ayudar a prevenir el desarrollo de quistes funcionales nuevos.

www.ingramcontent.com/pod-product-compliance
Lightning Source LLC
Chambersburg PA
CBHW071005260726
48661CB00007B/2808